PUBLICATIONS DU **JOURNAL DES SCIENCES MÉDICALES DE LILLE.**

LA RÉSORCINE

NOUVEL AGENT ANTISEPTIQUE DE LA SÉRIE AROMATIQUE

PAR

M. E. SCHMITT,

Professeur de Chimie à la Faculté libre des Sciences,
Professeur de Chimie et de Pharmacie à la Faculté libre de Médecine et de Pharmacie,
Ancien professeur aux Ecoles supérieures de Pharmacie de Strasbourg et de Nancy,
Chimiste-Expert près les Tribunaux du département du Nord,
Membre correspondant des Sociétés de Pharmacie de Bordeaux, de Paris et de Strasbourg,
etc., etc.

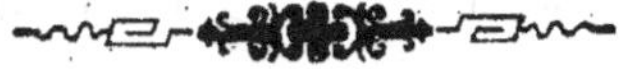

PARIS,
LIBRAIRIE J.-B. BAILLIERE ET FILS
19, RUE HAUTEFEUILLE, 19
(près du boulevard Saint-Germain).
1882.

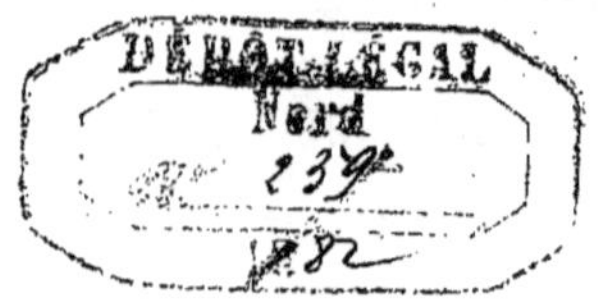

.LA RÉSORCINE,

NOUVEL AGENT ANTISEPTIQUE DE LA SÉRIE AROMATIQUE.

———

La résorcine (Métadioxybenzine) a été découverte par MM.
Hlasiwetz et Barth vers 1860, en faisant agir la potasse en fusion sur un certain nombre de gommes-résines (asa-fœtida,
galbanum, ammoniaque, sagapenum, etc.) Elle est l'homologue
de l'orcine des lichens et comme elle est dérivée des résines,
les savants autrichiens l'appelèrent résorcine ou orcine des
résines. Elle a été obtenue depuis par distillation sèche de la
Brésiline ou de l'extrait sec de bois de Brésil et par synthèse,
action de la potasse sur le phénol métaiodé et la binitroben-
zine (Dr Koerner) ou sur l'acide chlorophényl-sulfureux,
(Oppenheim et Vogt).

Nous allons étudier la résorcine au point de vue de sa constitution moléculaire, de ses propriétés physiques et chimiques
et des recherches entreprises sur son action physiologique et
thérapeutique.

I° Constitution moléculaire.

Au point de vue de sa constitution chimique et de ses propriétés antiseptiques, la résorcine se rattache à la série aromatique comme la plupart des antiferments et antiputrides
employés dans ces dernières années.

Tous ces produits dérivent, en effet, d'un hydrocarbure de la série $C^n H^{2n-6}$, la benzine ou le benzol $C^6 H^6$. Ce groupe moléculaire a pour caractère essentiel d'avoir un noyau carbonique composé de six atomes de carbone unis d'une façon tellement intime que ce noyau résiste à l'action de la chaleur et de tous les réactifs. Ce noyau est hexavalent ou hexatomique dans toutes les combinaisons dérivées et comme l'atome carbone est tétravalent, on peut admettre avec les chimistes que ces six atomes sont soudés entre eux de manière à former une chaîne de six anneaux, chaque anneau ayant trois de ses valences satisfaites par les anneaux voisins et une valence libre qui, dans la benzine, est satisfaite par un atome d'hydrogène. Pour exprimer cette constitution par un schema explicite, les chimistes disposent les six atomes de carbone en une figure hexagonale, et à chaque atome correspond un atome d'hydrogène que nous avons indiqué suivant sa place par les indices 1. 2. 3. 4. 5. 6.

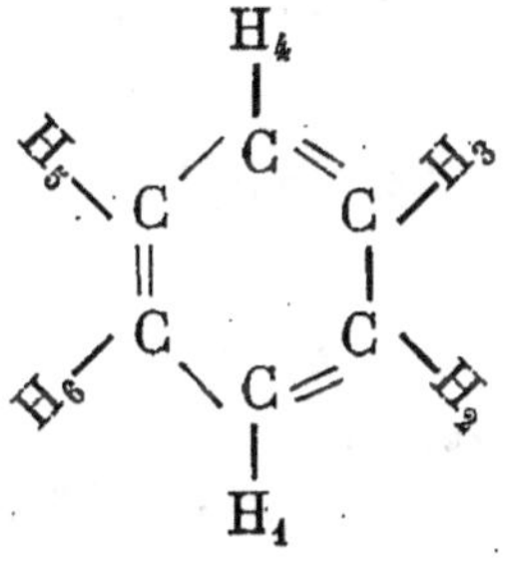

$$
\begin{array}{c}
H_4 \\
|\\
C \\
\end{array}
$$

La constitution de la benzine ainsi figurée nous montre très bien ce noyau hexacarbonique central résistant aux décompositions, et se retrouvant dans tous les dérivés dont l'ensemble est appelé série aromatique; ce schema montre aussi qu'il y a là six atomes d'hydrogène qui pourront être remplacés isolément ou en groupes, symétriquement ou asymétriquement par des corps simples monovalents ou par des groupes radicalaires également monovalents, négatifs comme OH, - CO - OH, - AzO^2, - ou positifs comme CH^3, - C^3H^7, - $Az H^2$, etc. Nous ne citerons que les produits les plus curieux de ces substitutions.

En remplaçant H une fois, deux fois, trois fois par OH, on obtient les phénols mono, bi ou triatomiques.

C^6H^5- OH est le *phénol*, acide phénique ou carbolique, ou l'oxybenzine.

C^6H^4- $(OH)^2$ est *l'oxyphénol,* acide oxyphénique ou la dioxybenzine.

C^6H^3- $(OH)^3$ est le pyrogallol, acide pyrogallique, ou trioxybenzine.

Pour l'oxyphénol, nous connaissons trois isomères; on peut, en effet, dans le noyau benzique remplacer d'une façon symétrique deux atomes d'hydrogène par l'hydroxyle OH de trois façons différentes dont nous donnons les séries $(H_1\ H_2\ H_3)$-$(H_1\ H_2\ H)_4$ et $(H_1\ H_3\ H_5)$. Pour distinguer ces trois oxyphénols les uns des autres, on les appelle : l'un l'orthodioxybenzine, c'est la *pyrocatéchine*; l'autre la paraoxybenzine, c'est *l'hydroquinone* ; et le troisième la métadioxybenzine, c'est la *résorcine*.

En remplaçant H par CO-OH nous aurons :

l'acide benzoïque C^6H^5- (CO-OH)
l'acide phtalique C^6H^4- $(CO-OH)^2$

Dans ces acides, nous pouvons encore substituer à H un ou plusieurs OH et obtenir : l'acide *salicylique* C^6H^4-(OH)-(CO-OH) ou acide oxybenzoïque.

l'acide gallique C^6H^2-$(OH)^3$-(CO-OH) ou acide trioxybenzoïque.

Nous avons le thymol ou *acide thymique* en remplaçant dans le phénol C^6H^5- OH, *deux* d'hydrogène par les radicaux CH^3 et C^3H^7 et nous avons ainsi pour sa constitution C^6H^3-CH^3-C^3H^7- OH c'est-à-dire le méthylpropylphénol.

Remplaçant H par AZH^2 on a l'aniline, par AZO^2 la nitrobenzine, par OH et 3 AZO^2 *l'acide picrique* ou le trinitrophénol.

Nous voyons donc que tous les antiseptiques connus dérivent de la benzine et que par l'acide gallique nous rattachons à la série aromatique le plus ancien de tous ces agents conservateurs le *tannin*, acide digallique qui depuis un temps immémorial sert à conserver la chair des animaux.

II° Propriétés physiques et chimiques.

Quel que soit le mode de préparation de la résorcine on doit, pour l'avoir parfaitement pure, la sublimer puis la faire cristalliser dans la benzine bouillante. Elle possède les propriétés suivantes que nous avons vérifiées sur de la résorcine bisublimée de Merck (Darmstadt).

Corps solide, incolore en houppes soyeuses et légères assez semblables à celles de certains sulfates de quinine et constituées par de fines aiguilles prismatiques du système orthorhombique.

Odeur rappelant en même temps celle de l'acide phénique et celle de l'acide benzoïque. Saveur douce et amère.

Grande solubilité dans l'eau (86,4 : 100), dans l'alcool, la glycérine, dans tous les liquides à l'exception du chloroforme et du sulfure de carbone.

Densité 1,27. Points de fusion + 110°, d'ébullition + 270°, de sublimation + 300°.

La résorcine est fluorescente par frottement ou percussion.

Elle s'altère par exposition à la lumière et se colore en brun roux, propriété qui lui est commune avec l'acide phénique et l'acide salicylique.

Pour la distinguer de ses isomères, on traite la solution aqueuse par l'acétate de plomb qui ne donne aucun précipité, caractère distinctif de la *pyrocatéchine* ; la solution aqueuse distillée avec du bioxyde de manganèse et de l'acide sulfurique ne donne pas l'odeur de la quinone, caractère distinctif de *l'hydroquinone*.

Avec le perchlorure de fer, la solution aqueuse de résorcine se colore en violet, mais la coloration est verte avec une solution alcoolique.

Avec les hypochlorites, la coloration est d'un rouge violet.

Avec l'ammoniaque, la solution de résorcine se colore en

beau violet ; ce violet passe au jaune, puis au vert ; le vert ainsi obtenu est très riche, il est soluble dans l'eau et dans l'alcool, insoluble dans l'éther, il vire au rouge par l'action des acides.

La potasse et la baryte donnent également du violet.

L'acide nitrique concentré ou étendu colore la résorcine en rouge.

En traitant la résorcine par l'anhydride phtalique, on obtient, après avoir chauffé pendant une demi-heure à $+ 200°$ la *fluorescéine*, puis par l'action de l'eau brômée *l'éosine*.

En cherchant à produire par l'ammoniaque et les hypochlorites, l'acide érythrophénique de MM. Cotton et Jacquemin, nous avons obtenu la fluorescéine et l'éosine ou des matières analogues, en opérant même avec des solutions au centième.

Nous obtenons cette réaction caractéristique, en ajoutant à un ou deux centimètres cubes de solution aqueuse 20 à 30 gouttes d'ammoniaque, le liquide devient violet; nous ajoutons de l'hypochlorite de soude tant qu'il se forme une coloration rouge-cerise, puis un acide minéral en excès, de l'acide sulfurique, chlorhydrique ou nitrique. Le liquide brunâtre avant addition de l'acide, passe tantôt au jaune du chromate neutre de potassium, tantôt à l'orange du bichromate. Ces liquides colorés sont fluorescents. Suivant les proportions d'ammoniaque, d'hypochlorite et d'acide, suivant la durée de l'action de ces trois réactifs on a tantôt un liquide jaune avec belle fluorescence verte, tantôt un liquide orange avec fluorescence épipolique rouge, tantôt un liquide orange ayant en même temps la vraie fluorescence verte et la fluorescence épipolique rouge carmin. On produirait donc soit simultanément, soit séparément deux matières analogues à la fluorescéine et à l'éosine. Cette réaction réussit aussi bien avec la solution alcoolique de résorcine, même en remplaçant l'ammoniaque par le perchlorure de fer ; en évaporant à siccité ces liquides alcooliques, on obtient une masse d'un rouge brun, soluble dans l'eau en donnant un liquide rouge qui devient très fluorescent par addition d'ammoniaque.

La résorcine coagule les solutions d'albumine et les conserve ; le coagulum chauffé avec précaution , dégage de l'ammoniaque à + 125° et donne à + 170° une masse résineuse d'un beau bleu d'azur dont la composition est inconnue. Ce bleu de *résorcine* est amorphe, soluble dans l'eau, dans l'alcool, tandis que l'indigo est insoluble dans ces véhicules. La formation du bleu est sans doute due à l'action des alcalis de l'albumine qui donnent une coloration analogue à celle que ces bases donnent avec des solutions de tannin. Le Dr Justus Andeer croit que les matières colorantes bleues qu'on trouve dans certains liquides de l'organisme, dans certains cas pathologiques se rattachent plutôt au bleu de résorcine qu'à l'indigo dont on les fait dériver ordinairement.

La résorcine réduit l'azotate d'argent ammoniacal. Comme fonctions chimiques , elle se conduit comme un acide faible, elle forme des éthers, des sels ; mais ces sels peu stables sont décomposés par l'acide carbonique avec régénération de la résorcine.

III° Action physiologique et thérapeutique.

Au point de vue de son action physiologique et thérapeutique, la résorcine a été étudiée principalement par le Dr Andeer dont le premier travail date de 1877, et dont un second travail très complet a été publié à Wurzbourg en 1880, avec le titre *Einleitende studien über das Resorcin zur Einführung desselben in die praktische Medicin.*

Après le Dr Andeer, il faut citer le Dr Lichtheim de Berne et le Dr Kahler de Prague.

En troisième ligne seulement, viennent le Dr Dujardin-Beaumetz, qui s'est fait en France le parrain de la résorcine et l'a présentée en janvier 1881 à la Société Médicale des Hôpitaux, et son élève le Dr Hippocrate Callias qui a largement mis à contribution les travaux suisses et allemands dans sa thèse inaugurale résumée dans le *Bulletin général de Thérapeutique* (juillet 1881).

Nous résumons d'abord les travaux du Dr Andeer ; ces travaux peuvent être divisés en cinq séries d'expériences.

A. *Expériences de Fermentation.* — Dans une série d'expériences faites sur du moût de vin, sur du vin nouveau, sur un liquide sucré additionné de levûre de bière, le Dr Andeer opère parallèlement entre + 18 et + 20°, avec les liquides purs ou additionnés d'acide phénique, d'acide pyrogallique et de résorcine.

Il suit les fermentations en dosant la quantité d'acide carbonique dégagé, et constate qu'avec un centième de produit antiseptique, la fermentation est arrêtée et beaucoup mieux par la résorcine que par ses congénères, mais l'arrêt n'est que momentané.

Il en conclut que pour les fermentations alcoolique et acétique, la résorcine est supérieure comme antiferment.

Il n'en est pas de même pour la fermentation lactique.

B. *Expériences de Putréfaction.* — Le Dr Andéer émulsionne de la rate, du pancréas avec de l'urine à poids égal ; il ajoute à une partie de ce mélange très altérable de la résorcine à un demi pour cent et suit le développement de la putréfaction avec le microscope.

Au bout de cinq heures, l'émulsion pancréatique a déjà une odeur fétide et au bout de cinq semaines la masse est entièrement recouverte de champignons, tandis qu'avec la résorcine aucune odeur ne se fait sentir et il ne voit pas traces de champignons à la surface de ces mélanges, alors même que la rate et le pancréas provenaient de malades morts de la fièvre typhoïde.

C. *Expériences sur des liquides éminemment altérables.* — Ici, le choix des liquides est très grand ; le Dr Andeer opère tantôt en additionnant le liquide de un demi, tantôt de un pour cent de résorcine. Il passe successivement en revue des solutions d'albumine, du sérum, de l'urine saine, de l'urine blennorrhagique, de l'urine d'un patient atteint de la Maladie de Bright, du liquide séminal, de la salive filtrée, des crachats de phtisique, de l'empois d'amidon, des sucs végétaux, jusqu'à de

l'eau où avaient séjourné des grenouilles pendant plusieurs
semaines.

Avec un demi pour cent la conservation est de 10 à 15 jours,
avec un pour cent elle est presque indéfinie.

Il opère même sur des plaies sanguinolentes, des plaies de
mauvaise nature, les arrose avec une solution de résorcine au
centième, il les enduit avec de la glycérine ou de la vaseline
résorcinées : il obtient les mêmes résultats.

D. *Expériences sur des parties vivantes ou des organis-
mes vivants*. — Pour les microphytes ou microzoaires, la
résorcine en solution de 0,5 à 1 % arrête leur développement,
l'action est même plus énergique, la reproduction devient im-
possible et le microphyte meurt.

Avec du sang frais le sérum est coagulé, mais la résorcine
est sans action sur les corpuscules sanguins.

Avec des animaux à sang froid comme les grenouilles, la
mort survient après 2 ou 3 jours, lorsqu'on a fait séjourner ces
batraciens pendant une heure dans un bain à un centième de
résorcine ; mais pour les animaux à sang chaud, l'absorption
est nulle par la peau, après des bains prolongés dans des solutions à 2 %, aucun effet physiologique ne s'est produit chez des
cobayes, des chats et des chiens.

Administrée à l'intérieur, la résorcine à la dose d'un gramme
tue des chats du poids de 450 grammes en plusieurs heures,
après avoir produit au début des phénomènes analogues à ceux
de l'alcoolisme ; à la dose d'un demi gramme repétée pendant
15 jours, elle arrête l'ovulation chez une forte poule bonne pon-
deuse, mais sans produire aucun phénomène convulsif.

L'homme adulte supporte facilement des doses de 4 et 5
grammes administrés en 24 heures ; M. Andeer a pris lui-même
dix grammes de résorcine dissous dans 250 grammes d'eau,
dans l'espace de 15 minutes, il perdit connaissance et éprouva
des convulsions et toute la série des phénomènes observés sur
les animaux : au bout de cinq heures, les accidents avaient dis-
paru, l'élimination par les urines se faisant très rapidement
comme pour l'acide phénique. Aussi est-il probable que le

fameux empoisonnement par 8 grammes de résorcine, cité dans le Med. Times and Gazette du 22 octobre 1881, eût été guéri sans les lavages de l'estomac et les injections de sulfate de zinc si le médecin appelé avait su attendre ; mais peut-être ne connaissait-il pas la durée des effets de la résorcine ?

En injection hypodermique, la résorcine est parfaitement supportée à petites doses ; M. Andeer est arrivé à la dose de 1 gr. 50 pour tuer un lapin pesant 1250 grammes et pour tuer une forte poule qui en avait absorbé cinquante centigrammes journellement et pendant vingt jours consécutifs.

Enfin, sous forme de pommade, mêlée à la vaseline, la résorcine frottée sur des larges surfaces, n'est pas absorbée par la peau ; M. Andeer s'en était frictionné la moitié du corps, sans en sentir aucun effet et sans en retrouver traces dans les urines qui sont restées normales.

E. *Expériences sur des dents.* — Les expériences ont été faites sur des dents d'animaux, sur des dents humaines, molaires, incisives, canines, dents de lait ; ces dents étaient mises pendant 24 heures, huit jours, un à deux mois, dans des solutions de résorcine et même dans de la salive filtrée avec un ou deux pour cent de résorcine. En même temps et parallèlement l'essai était fait avec de l'acide salicylique. La résorcine n'a aucune action destructive, la dent conserve son poids, son poli et son éclat, tandis qu'avec l'acide salicylique, la dent est attaquée et au bout de 15 jours l'analyse permet de retrouver de l'acide phosphorique dissous, la dent a donc perdu de son phosphate.

En résumé, pour le Dr Andeer, la résorcine est un poison musculaire à haute dose ; à dose de 5 à 10 grammes, elle peut produire des effets désastreux, des frissonnements, des tremblements, des convulsions épileptiformes, une accélération rapide des mouvements respiratoires et des contractions du cœur, mais toujours avec élévation de température, contrairement à l'acide phénique. Ces accès sont de peu de durée, l'élimination se fait rapidement par les urines. Ces urines sont souvent colorées en noir par la résorcine qui s'y retrouve soit à l'état de phénol avec perte de OH, soit à l'état de pyrogallol avec fixation de OH, soit enfin à l'état d'éthers sulfoconjugués comme on l'a déjà constaté pour le phénol, le crésylol et le thymol.

A dose ordinaire de 3 à 4 grammes dans les 24 heures, elle est parfaitement tolérée et paraît produire des phénomènes tout à fait analogues à ceux produits par l'acide phénique et l'acide salicylique. Elle partage les propriétés antiseptiques de ces dérivés de la série aromatique, et pour les microgermes c'est un antiferment et un antiputride de premier ordre même à petites doses, c'est-à-dire en solution de un demi et un pour cent.

En poudre ou en solution concentrée, la résorcine est un caustique excellent pour les muqueuses, elle ne produit pas de douleur, ni même de sensation de brûlure ; aussi le Dr Andeer la recommande-t-il pour cautériser les muqueuses du larynx, de l'œil et de la bouche.

Passons présentement aux autres expérimentateurs.

Le *professeur Lichtheim* de l'Université de Berne et le *Dr Kahler* à l'hôpital de Prague, ont expérimenté la résorcine comme antipyrétique dans le traitement des fièvres intermittentes. Tous deux l'ont employé comme succédané de la quinine à des doses variant de 2 à 4 grammes par jour et prétendent avoir obtenu d'excellents résultats ; tous deux ont constaté une série de phénomènes tout à fait d'accord avec ceux constatés par mon collègue et ami M. le professeur Desplats dans ses expériences comparatives sur l'action de l'acide phénique et de l'acide salicylique. (*Allg. Med. Centralzeitung* 1880 p. 97-98).

Nous arrivons enfin au travail de MM. *Dujardin-Beaumetz* et *Hipp. Callias* qui ont essayé la résorcine : 1º dans la fièvre typhoïde, les résultats ont été à peu près nuls, la température n'a pas été modifiée ; 2º dans le rhumatisme articulaire, les effets ont été satisfaisants sans toutefois atteindre la promptitude d'action du salicylate de soude ; 3º dans la fièvre intermittente les effets n'ont pas été aussi brillants que ceux annoncés par MM. les docteurs Lichtheim et Kahler. Le véritable champ d'application de la résorcine paraît être la médication externe.

Nous nous permettrons de n'être pas de l'avis de ces médecins et nous croyons au contraire que la médication interne mieux étudiée profitera plus largement encore de l'emploi de ce nouvel antiseptique. Pour les lavages de l'estomac, le pansement des ulcères de mauvaise nature et des plaies chirurgicales, la résorcine a les propriétés de l'acide phénique et cet acide continuera à être appliqué maintenant surtout que les chirurgiens en connaissent si bien l'emploi ; mais pour d'autres usages la résorcine a sur le phénol de grands avantages que nous pouvons résumer ainsi : 1° elle est moins caustique, moins acide et est mieux tolérée par l'organisme à haute dose ; 2° elle est très soluble dans l'eau, presque à poids égal ; 3° elle est presque inodore et la saveur n'en est pas si désagréable ; 4° elle se prête bien mieux à toutes les formes pharmaceutiques.

Un grand champ d'expériences sur l'usage interne de la résorcine soit comme antiseptique, soit comme antipyrétique et succédané de la quinine est donc ouvert aux praticiens, surtout à ceux qui ont déjà fait des travaux de même portée sur les autres antiseptiques le phénol et le thymol, l'acide benzoïque et l'acide cinnamique, l'acide salicylique et les acides galliques.

Au point de vue pharmaceutique, nous pensons avec le Dr Andeer et les autres expérimentateurs que selon le but que l'on se propose on devra employer la résorcine de la façon suivante :

Comme caustique, en cristaux, en poudre ou en solution saturée.

Pour injections vaginale ou rectale, en solution de 1 à 2 pour cent.

Comme antiseptique, pour lavages, compresses, inhalations, pulvérisations, en solutions au centième 1 : 100 ou même à 5 gr. par litre.

Pour injections hypodermiques, en solutions de 5 à 20 pour cent.

En pansements, avec la glycérine ou la vaseline de 5 à 10 grammes par 30 grammes d'excipient.

Pour usage interne, la résorcine pourra s'administrer dans les 24 heures par 2 à 5 grammes ; la dose maxima en une fois serait de 4 grammes pour un adulte et encore ne faut-il recourir à cette haute dose qu'exceptionnellement. Quant à la forme pharmaceutique le médecin pourra employer la poudre divisée dans des cachets Limousin ou dans des capsules gélatineuses (0,30 à 0,50) par prise. Pour nous, nous préférons la forme liquide, la potion contenant de 2 à 4 gr. de résorcine dissoute dans 100 gr^s d'eau aromatisée (menthe, fl. d'orangers, amandes amères, cannelle, etc.) et édulcorée par 30 grammes de sirop blanc ou d'un sirop aromatique si on emploie l'eau distillée simple (sirop d'écorces d'oranges amères, d'orgeat, de groseilles, etc.). La résorcine se donnerait aussi très bien dans un looch ou une simple émulsion et même dans 125 gr.^{s} de lait (par cuillerée à soupe toutes les deux heures).

Disons enfin que la résorcine employée pour le pansement s'y trouve souvent en contact avec des corps alcalins ou avec de l'ammoniaque, et qu'elle colore alors ces plaies en vert, en brun ou en noir ; ces taches s'enlèvent facilement avec du jus de citron ou de l'acide citrique.

Cette même coloration se retrouve souvent dans les urines comme après l'administration de l'acide phénique : le perchlorure de fer est le réactif que le praticien devra employer lorsqu'il voudra rechercher le passage de cet antiseptique dans l'urine ainsi qu'il le fait déjà pour la recherche de l'acide salicylique.

En raison de son odeur si faible qu'elle soit, ce nouvel agent antiseptique de la série aromatique ne nous paraît pas pouvoir remplacer l'acide salicylique qui est sans odeur pour la conservation des vins, des bières et des denrées alimentaires en général.

PRINCIPALES PUBLICATIONS DU MÊME AUTEUR :

L'Acide perchlorique dans l'eau chlorée. — Société des Sciences, Strasbourg, 1865.

Le Codex français et la Pharmacopée germanique. — Société de Médecine, Strasbourg, 1871.

L'Huile phosphorée. — Formulaire magistral de Bouchardat.

Procédé de dosage comparatif des tannins. — Bulletin de la Société chimique, 1874.

Le Bois de Gayac (Thèse de Doctorat). — Nancy, Berger-Levrault, 1875.

Les Extraits pharmaceutiques. — Journal des Sciences médicales de Lille, 1878.

Le Sirop d'écorces d'oranges amères. — Journal des Sciences médicales de Lille, 1879.

Le Seigle ergoté et les Ergotines. — Bulletin de la Société de Pharmacie de Bordeaux, 1880.

Le Dosage de la morphine dans l'opium. — Journal des Sciences médicales de Lille, 1880.

Préparation d'un Vin digestif à base de maltine et de pepsine. — Id., 1881.

Le Sirop d'Ipécacuanha du Codex. — Id., 1881.

L'Alcaptone dans les urines. — Id., 1882.

L'Acide prussique médicinal, les Hydrolats de laurier-cerise et d'amandes amères. — Id., 1882.

LILLE. — IMPRIMERIE L. DANEL.